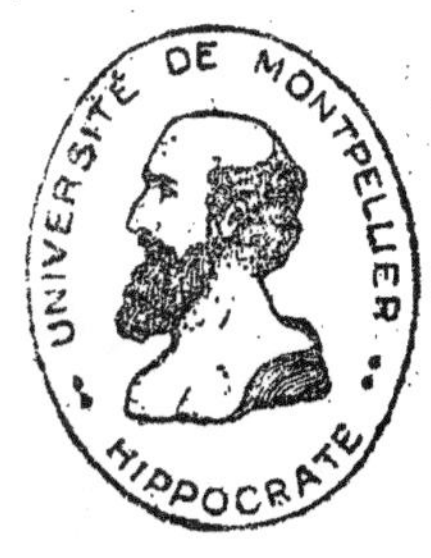

Docteur Marc-Henry MARTEL

DE l'UTILISATION

Des Greffes de Delagenière

POUR LE COMBLEMENT

des

Cavités d'Évidement des Ostéomyélites Prolongées

Montpellier
Firmin & Montane
1922

DE L'UTILISATION

DES GREFFES DE DELAGENIÈRE

POUR LE COMBLEMENT

DES CAVITÉS D'ÉVIDEMENT DES OSTÉOMYÉLITES PROLONGÉES

DE L'UTILISATION

DES GREFFES DE DELAGENIÈRE

POUR LE COMBLEMENT

DES

CAVITÉS D'ÉVIDEMENT DES OSTÉOMYÉLITES PROLONGÉES

PAR

Marc-Henri MARTEL

DOCTEUR EN MÉDECINE

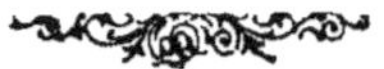

MONTPELLIER
IMPRIMERIE FIRMIN et MONTANE
Rue Ferdinand-Fabre et Quai du Verdanson
—
1922

PERSONNEL DE LA FACULTÉ

Professeurs

Anatomie	MM. GILIS.
Histologie .... }	VIALLETON. GRYNFELTT
Physiologie	HEDON.
Physique médicale	N...
Chimie biologique et médicale.................	DERRIEN, doyen.
Botanique et histoire naturelle médicales......	GRANEL.
Anatomie pathologique	MASSABUAU.
Microbiologie	LISBONNE.
Pathologie et thérapeutique générales.........	BOSC.
Pathologie interne	N...
Thérapeutique et matière médicale.............	VIRES.
Hygiène	BERTIN-SANS (H.)
Médecine légale et toxicologie.................	N...
Clinique médicale .... }	DUCAMP. VEDEL.
Clinique chirurgicale	TEDENAT. FORGUE, assesseur
Clinique obstétricale	VALLOIS.
Clinique des maladies mentales et nerveuses...	MAIRET.
Clinique ophtalmologique	TRUC.
Clinique des maladies des enfants..............	N...
Clinique chirurgicale infantile et orthopédie...	ESTOR.
Clinique gynécologique	DE ROUVILLE.
Clinique d'oto-rhino-laryngologie	MOURET.
Clinique des maladies des voies urinaires.....	JEANBRAU.

Honorariat

Doyens honoraires: MM. VIALLETON et MAIRET.

Professeurs honoraires : MM. E. BERTIN-SANS, RODET et BAUMEL

Secrétaires honoraires: MM. GOT et IZARD

Chargés de Cours complémentaires

Anatomie..	GRYNFELTT.
Clinique propédeutique de chirurgie..........	MM. RICHE.
Clinique propédeutique de médecine..........	RIMBAUD.
Clinique des maladies des vieillards..........	EUZIÈRE.
Clinique des maladies syphilitiques et cutanées.	MARGAROT
Médecine opératoire	SOUBEYRAN.
Pathologie chirurgicale	ETIENNE.
Accouchements	DELMAS (P.).
Pharmacologie	GALAVIELLE.
Matière médicale	CABANNES
Clinique des maladies des enfants.............	LEENHARDT.
Stomatologie	D' WATON.
Histologie.....................................	D' GRANEL F.

Agrégés en exercice

Médecine ... {	MM. LEENHARDT. GAUSSEL. EUZIERE. RIMBAUD. MARGAROT.	Chirurgie..... {	MM. RICHE. ETIENNE. LAPEYRE.
Anatomie.......	DELMAS (J.)	Accouchements..	DELMAS (P.)
		Histoire natur. {	GALAVIELLE CABANNES
Chimie........	MESTREZAT	Physique.......	PECH.

Examinateurs de la thèse:

MM FORGUE, professeur, *président.*	RICHE, agrégé.
JEANBRAU, professeur.	LAPEYRE, agrégé.

A MES PARENTS

A MA FIANCÉE

M.-H. MARTEL.

A MON PRÉSIDENT DE THÈSE

MONSIEUR LE PROFESSEUR FORGUE

PROFESSEUR DE CLINIQUE CHIRURGICALE A LA FACULTÉ DE MÉDECINE
DE MONTPELLIER
OFFICIER DE LA LÉGION D'HONNEUR

A MON JURY DE THÈSE

A MONSIEUR LE DOCTEUR BORDIER

AGRÉGÉ DE LA FACULTÉ DE LYON

M.-H. MARTEL.

DE L'UTILISATION

DES GREFFES DE DELAGENIÉRE

POUR LE COMBLEMENT

DES CAVITÉS D'ÉVIDEMENT DES OSTÉOMYÉLITES PROLONGÉES

INTRODUCTION

L'évidement d'un foyer ostéomyélitique amène le chirurgien à créer dans le tissu osseux une cavité de dimensions parfois considérables; cavité maintenue béante par la rigidité des parois et qui ne pourra disparaître, si on l'abandonne à elle-même, que par une très lente ossification. Cette ossification est en général incomplète. Elle peut même faire totalement défaut et laissera toujours une cavité ou au moins une dépression pour peu que la cavité primitive soit importante.

La persistance de cette cavité n'est pas sans inconvénients. En effet, elle crée d'abord un point de moindre résistance du squelette et expose aux fractures pathologiques par suite de la solution de continuité du tissu osseux et de l'altération, de la décalcification dont il est souvent atteint l'os dans le voisinage du foyer infecté. Elle est créée à la place d'un foyer d'infection. Comme l'évidement même très large de la cavité ostéomyélitique n'assure pas à l'opérateur une ablation totale des tissus osseux infectés; que la cavité va se remplir de sang milieu très favorable aux cultures microbiennes, il y a danger d'infection.

Pour éviter ces inconvénients, les chirurgiens ont cherché depuis fort longtemps à aider ou à suppléer au processus physiologique de réparation et à supprimer cette cavité.

La multiplicité même des moyens préconisés jusqu'à ces dernières années, montre que chaque méthode a, à côté de ses avantages, ses inconvénients et qu'aucune n'avait pu donner entière satisfaction aux chirurgiens qui les avaient employées jusqu'ici.

Cette multiplicité des moyens dépend en grande partie de la multiplicité de traitement des lésions.

A l'heure actuelle, le meilleur traitement des ostéomyélites et, de l'avis des chirurgiens, l'évidement large du foyer infectieux, suivi de l'effacement de cette cavité par aplanissement d'Ollier.

Cette méthode est d'une application qui varie avec l'étendue des lésions et la partie du squelette lésé.

En effet: facile à appliquer dans les cas d'ostéomyélites assez récentes, limitées, n'ayant intéressé qu'une faible portion du tissu osseux, elle devient au contraire d'une application délicate pour les vieilles ostéomyélites comme on en voit beaucoup qui évoluent depuis des années où l'infection aboutit à la formation de séquestres volumineux, incarcérés dans un étui d'os nouveau modifié lui-même dans sa structure et sa consistance de sorte que l'exérèse à peu près totale du tissu lésé entraîne une perte de substance considérable : perte de substance qui sera accrue par l'aplanissement.

Si une lésion étendue siège à la jambe ou à l'avant-bras, le chirurgien pourra souvent faire l'aplanissement complet, car le squelette est composé de deux os distincts et il n'est pas trop limité dans l'ablation du tissu osseux par la crainte de diminuer la solidité du squelette. Tandis qu'à la cuisse, au bras où le squelette est composé d'un os unique, après l'évidement du foyer, le chirurgien ne pourra pas toujours aplanir la cavité, arrêté ici par la crainte de compromettre la solidité du segment osseux. L'aplanissement ne pourra alors être que partiel. Il restera un creux que le chirurgien cherchera à combler. Ce sont de ces cas que nous nous occuperons plus spécialement dans cette étude.

COMBLEMENT NATUREL

Remarquons que cette cavité ainsi créée est peu profonde, largement ouverte, permettant ainsi une issue facile aux produits de suppuration. Aussi peut-on songer à laisser la nature combler elle-même cette cavité, à condition que l'infection du caillot qui va la combler en premier lieu soit rendue peu probable par suite de l'évidement large et de la désinfection soigneuse que l'on aura fait subir à la cavité. Comment l'os se régénère-t-il dans ce cas? Par le processus ordinaire de réparation des os, processus que l'on observe dans la formation du cal après fracture et dans le mécanisme d'action des greffes.

Les travaux de Leriche, Policard, Heitz-Boyer, ont établi que le processus histologique de l'ostéogénèse réparatrice, évolue en deux stades successifs. Dans un premier stade, formation d'un milieu ossifiable, ce milieu est une trame conjonctive jeune, infiltrée d'œdème. Dans un second stade, ossification directe sans transformation cartilagineuse intermédiaire de ce cal conjonctif.

Dans le premier stade, la cavité osseuse se remplit de sang qui se coagule partiellement. A ce sang s'ajoute des éléments cellulaires divers: leucocytes venus par diapédèse, prolifération des éléments cellulaires du périoste voisin. Dans les cas de fractures, c'est le périoste, et en particulier sa prétendue couche ostéogène qui est le siège prépondérant des modifications par lesquelles se crée le cal conjonctif. On constate de l'œdème qui infiltre le tissu conjonctif. Ce dernier se transforme (dissociation des faisceaux, multiplication des cellules, néoformations capillaires, apparition de cellules migratrices). La moelle centrale et le tissu conjonctif des canaux de Havers prennent part à cette formation de cal conjonctif.

Dans le deuxième stade, on assiste à la calcification de ce cal conjonctif, calcification qui résulte de l'intervention de deux processus inverses, l'un constructif d'os, c'est la poussée osseuse de néoformation; cette poussée osseuse est formée par des bourgeons vasculaires apparaissant aux extrémités du fuseau périostique (dans le cas de fracture) et dans le canal médullaire ces bourgeons s'entourent d'étuis osseux qui progressent lentement tendant à envahir le cal conjonctif. Opposé à ce processus de construction, on observe un processus destructif d'os ancien qui libère ainsi des matériaux calciques.

Cette destruction a lieu par action résorbante du contenu conjonctif des canaux de Havers et s'exerce sur l'os ou sur les greffons que l'on a pu apposer dans la cavité. Cette décalcification qui libère des sels calciques et la migration de ces sels dans le cal conjonctif adjacent réaliseraient l'ossification de cas cal. Le processus intime de la calcification est encore incertain, il semble bien qu'il n'y est pas seulement rempli de ces sels, mais encore action de présence (ce qui expliquerait les ossifications rapides obtenues par les greffs). (Forgue. *Précis de Pathologie externe.*)

Dans cette calcification, le périoste ne joue aucun rôle. Au contraire, dans la formation du cal conjonctif, il a un rôle important surtout dans la formation du cal des fractures, mais remarquons qu'il n'est pas indispensable;

tous les milieux pouvant s'ossifier depuis le tissu conjonctif jeune jusqu'au tissu plus élevé, muscles par exemple.

Mais cette ossification de la cavité après comblement naturel, n'est pas la règle dans les cavités d'oséomyélites (témoin une observation produite plus loin).

Aussi, l'on s'expose, en employant cette méthode, à conserver la cavité. Il est donc prudent de ne pas laisser agir les seules forces naturelles et d'intervenir dans le comblement.

COMBLEMENT ARTIFICIEL

Ce comblement peut être effectué :
A. — Soit avec des corps étrangers non résorbables ;
B. — Soit avec des corps étrangers résorbables ;
C. — Soit avec des greffes.

A. COMBLEMENT AVEC DES CORPS ÉTRANGERS NON RÉSORBABLES. — Divers essais de comblements ont été faits avec de l'amalgame de cuivre (1893, O.-S. Mayer, Forgue), qui a l'avantage de prendre sur les vaisseaux qui saignent. Avec le plomb, qui aurait créé des intoxications ; avec la gutta-percha (l'assèchement doit alors être parfait) ; avec des alliages métalliques, des amalgames ou ciments analogues à ceux employés en dentisterie, etc. (De nombreuses expériences faites par M. le professeur Forgue ont montré que seul l'amalgame or platine était toléré.)

Mais souvent ces produits ne sont pas tolérés par l'organisme. Par suite de phénomènes d'ostéite, des tissus voisins, ils se mobilisent, créent des phénomènes douloureux et l'on est obligé d'extraire ces produits ou même de recourir à l'amputation du membre (Marion).

Un procédé longtemps employé est le Mosetig Moorhof (iodoforme, 60 ; huile de sésame, 40 ; blanc de baleine, 40) qui donna de bons résultats à son auteur, mais donna lieu, avec d'autres chirurgiens, à des abcès et à des fistules. (De plus, l'opacité de l'iodoforme aux rayons X empêche de suivre radiographiquement les progrès de l'ossification.)

Dans ce cadre entre encore le procédé au mastic de Fantino et Vallein; la pâte à l'eugénol de Josson de Nantes. Ces procédés n'ont guère donné de résultats.

Pierre Delbet a proposé, dans le but de comblement et de soutien, un mélange ainsi composé: cire vierge, 50 gr.; chlorofome, 6 cc.; teinture d'iode, 6 cc. Nous trouverons plus loin la technique à suivre pour employer ce mélange et l'observation d'un cas traité par cette méthode.

B. Comblement avec des corps étrangers résorbables. — Dans ces procédés, on remplit la cavité d'une substance solide ou solidifiable destinée à se résorber plus ou moins vite en même temps qu'elle se laisse infiltrer par les bourgeons charnus, par les éléments migrateurs venus des parois de la cavité et destinés à être progressivement envahi par l'ossification. Ils ont donc pour but de favoriser le travail naturel d'oblitération, de lui fournir un soutien temporaire (Broca).

Dans ce cadre entre les procédés de bourrages employés, surtout lorsque l'on traitait le foyer ostéomyélitique par l'évidement sans aplanissement. Bourrage de la cavité qui se faisait avec des éponges décalcifiées ou avec divers corps non osseux, gaze iodoforme, gaze aseptique par exemple, soit encore avec des os morts entiers ou décalcifiés. Ces procédés ont d'ailleurs été abandonnés, l'os entier est lent à se résorber, est difficilement malléable. Quant aux os décalcifiés, ils donnèrent des résultats variables (bons résultats avec Senn, sept essais infructueux avec Bier) et la décalcification prive ces os de sels calcaires que nous savons aujourd'hui utiles à l'ossification.

Les procédés de moulages, le plâtre, le ciment ont été rarement employés chez l'homme. De même la naphtaline, la paraffine qui, préconisées par certains auteurs, n'ont pas tardé à être abandonnées par eux.

C. Comblement avec les greffes. — On peut les classer (Ollier) en :

> Greffes autoplastiques ;
> Greffes homoplastiques ;
> Greffes hétéroplastiques.

Quel que soit le mode de greffe employée on peut faire soit une transplantation massive, la greffe remplissant toute la cavité, ou une transplantation parcellaire, la cavité étant alors bourrée de petits fragments.

Depuis longemps, on s'éait posé la question de savoir si le transplant après s'être fixé en place vivait. Non, avait dit Barth, le transplant se nécrose, est envahi par un tissu de granulation venu de la moelle et du périoste, tissu qui s'ossifie peu à peu.

Aujourd'hui, on admet que, quelle que soit la greffe employée, le processus de réparation sera le même que celui exposé plus haut à propos du comblement naturel, mais le greffon agira en apportant des sels qui seront utiles à l'ossification et le greffon a en outre une action catalytique de présence, il stimule l'ossification.

Greffe autoplastique. — Consiste généralement à prélever sur le tibia un fragment osseux que l'on place dans la cavité à combler. Cette cavité n'ayant pas une forme géométrique régulière, il est difficile de tailler un fragment s'y adaptant parfaitement aussi, il semble préférable d'employer la méthode des transplantations parcellaires. La méthode de Delagenière étant une transplantation parcellaire autoplastique de fragments ostéopériostiques, devrait être examinée ici. Nous ferons cette étude dans un autre chapitre.

Greffe homoplastique. — Pour faire ce genre de greffe on prend sur un autre sujet de même espèce, le transplant. Ce sujet peut être un individu amputé pour accident. Un nouveau-né asphyxié (Poncet). Mais on n'a pas toujours à sa disposition au moment voulu la matière nécessaire. De plus, on est obligé de prendre des précautions spéciales pour éviter une contamination possible.

Greffe hétéroplastique. — On a pu greffer à l'homme des fragments d'os pris à des animaux inférieurs. Il est à noter qu'en sens inverse la greffe échoue. Mais si la greffe se fixe, la résorbtion sans bénéfice pour le malade est la règle. (Ex. d'Ollier pour le tibia, de Forgue pour le poignet).

On peut rapprocher des greffes osseuses les greffes cartilagineuses subdivisées elles aussi en auto-, hémo-, hétéro-greffes. Les auto et hémogreffes cartilagineuses ont été employées pour les trépanations en petits fragments disposés en mosaïque.

Les hétéro-greffes cartilagineuses ne réussissent pas. Elles s'enkystent (Morestin, Imbert, Lheureux, Soulacroix). La partie centrale se résorbe et elle s'entoure de tissu fibreux sans ossification.

En fait, les méthodes préférées ces derniers temps étaient la pâte de Moschig-Moorhof et surtout la masse de Delbet. Cette méthode a ét employée dans le service de M. le professeur Forgue, concurremment avec le comblement par les greffes ostéopériostiques de Delagénière. Nous verrons aux résultats le sort divers des malades traités avec l'un ou l'autre procédé.

TECHNIQUE

Elle comprend deux temps, nettement séparés :

    1° Le traitement de la lésion ;
    2° Le comblement.

Que l'on emploie la masse de Delbet ou les greffes de Delagénière, le traitement préparatoire de la lésion osseuse est le même.

1° TRAITEMENT. — Il consiste à inciser largement les parties molles, de façon à bien mettre à nu le foyer osseux infecté. Attaquer ce foyer, bien l'évider pour enlever tout le tissu infecté. Cureter la cavité. Ce curettage doit être fait d'une façon très soigneuse, car souvent c'est à un curettage hâtif que sont dûs les accidents persistants de suppuration que l'on voit survenir après l'opération, retardant la guérison ou nécessitant une nouvelle intervention. Donc, ce curettage doit être minutieux Il doit supprimer tous les clapiers : on effectue ensuite l'aplanissement d'Ollier, c'est-à-dire que l'on abat les parois de la cavité, de façon à la supprimer, à la transformer en une surface plane que l'on nettoie avec de l'alcool-créosote à un pour quarante. Cette surface est ensuite recouverte de tissus mous que l'on suture et qui, après cicatrisation, protégeront

Si par suite de la profondeur de la lésion l'aplanissement n'a pu être complet par crainte de fracture (aplanissement qui est d'ailleurs plus limité ainsi que nous
l'avons dit plus haut au niveau de la cuisse et du bras
que de la jambe et de l'avant-bras), il reste une cavité
évasée que l'on a à combler après l'avoir asséchée et désinfectée.

Masse de Delbet. — Si l'on emploie la masse de Delbet,
c'est-à-dire le mélange cire-chloroforme-teinture d'iode,
on agit de la façon suivante: la cire fondue au bain-
marie est versée dans des flacons chauffés et stérilisés,
on y ajoute rapidement le chloroforme et la teinture
d'iode. Et c'est avec cette substance que l'on comble la cavité qui a été asséchée très soigneusement, de façon à ce
que la masse adhère complètement et partout aux parois
osseuses; on modèle la masse, puis on couvre avec les
parties molles que l'on suture au dessus.

Greffes de Delagénière. — Si après l'aplanissement
complet, le chirurgien craint que le segment osseux soit
assez affaibli pour être exposé à se fracturer, ou s'il reste
une cavité partiellement aplanie, qu'il faut combler, on
pourra avoir recours aux greffes de Delagenière.

Voici la technique que conseille Delagenière (in *Journal
de chirurgie et Journal médical français*, avril 1922) :

« La greffe ostéo-périostique a pour but d'apporter tous
les éléments d'un cal osseux en un point quelconque du
squelette où ces éléments sont déficients ou manquent
complètement. Il ne s'agit donc pas à proprement parler
d'une greffe osseuse mais seulement d'une greffe des éléments indispensables à la formation d'une partie d'un os
ou d'un os en totalité ».

Cette greffe est ostéo-périostique c'est-à-dire qu'elle se compose du périoste double, d'une mince couche de tissu osseux. « Le périoste ne joue peut-être aucun rôle dans la reconstitution osseuse, mais membrane très vasculaire, il se greffe rapidement aux tissus voisins et assure de suite la vitalité de la couche osseuse qui la recouvre ».

Les greffons que l'on prend sur la face interne du tibia sain du sujet que l'on opère, doivent être minces. Delagénière indique comme épaisseur celle d'une pièce de cinquante centimes, ainsi elles ont très malléables et se laissent déformer à volonté.

Pour prélever ces greffes on se sert du ciseau burin et du marteau. La face interne du tibia sain est mise à nu ; on délimite avec la pointe du bistouri l'étendue des greffes que l'on veut prélever en les dessinant les unes au-dessus des autres. On repasse dans l'incision du bistouri avec le ciseau burin, puis on détache les greffes du tibia à l'aide du marteau et du ciseau burin que l'on incline jusqu'à ce qu'il soit presque parallèle à la surface interne du tibia. Les greffes détachées se roulent sur elles-mêmes comme le ferait un copeau de bois ; on les recueille sur une compresse stérile et on les porte dans la plaie préparée pour les recevoir.

Pour Delagénière, l'emploi des antiseptiques doit être rigoureusement banni, mais une asepsie rigoureuse est indispensable. La cavité est désinfectée à l'air chaud. Dans cette cavité, on empile sans ordre des greffes ostéo-périostiques de façon à ce qu'il y ait au moins trois ou quatre épaisseurs de greffes les unes sur les autres. Il n'est pas nécessaire si la cavité osseuse est très grande de la combler jusqu'au bord, ce qui nécessiterait une trop grande quantité de greffes. (Delagénière, *Journal médical français*, avril 1922). On doit supprimer les interstices entre les greffes pour éviter la formation d'hématomes capables de s'infecter secondairement. Pour cela, les greffes sont soigneusement appliquées contre l'os et accolées les unes aux autres. La cavité étant comblée, on suture étroitement au-dessus les parties molles et on fait un pansement compressif afin d'assurer le contact de l'os et des greffons entre eux.

Ces greffes de Delagenière sont employées non seulement pour les cavités osseuses, mais encore pour les pseudarthroses, les autoplasties, les crânioplasties, etc.

M. le professeur Forgue a heureusement modifié cette méthode pour le comblement des cavités osseuses en la simplifiant. Voici cette modification:

La cavité étant nettoyée à la curette et cela d'une façon très soigneuse, on aplanit dans la mesure du possible, puis on désinfecte, soit avec de l'air chaud, soit, mieux, avec l'alcool créosoté à 1 pour 40 ce qui ne nuit nullement à l'évolution du greffon, ainsi que le montrent deux observations placées plus loin. On prépare le greffon qui est unique, toujours mince et souple, pris sur la face interne du tibia. On l'applique dans la cavité à combler (qui a été comme toujours bien asséchée, afin que le sang ne décole pas le greffon), face osseuse contre l'os en l'étalant bien de façon à ce que le contact soit très intime. Avec cette façon de procéder, on dénude moins le tibia sain, l'opération est simplifiée, et on évite les espaces morts qui se trouvent entre les greffons dans la méthode de Delagenière, car la surface osseuse des greffons n'est pas lisse, espaces qui se remplissent de sang qui peut s'infecter. On suture ensuite au-dessus soigneusement les parties molles, la peau, après avoir placé un drain qui assurera l'écoulement du sang qui peut s'épancher dans la cavité pour si soigneusement qu'ait été faite l'hémostase. Enfin, par dessus, on applique un pansement ordinaire.

A la fin de ce paragraphe sur la méthode de Delagenière, il est curieux de noter l'opinion que cet auteur avait, en 1908, sur le comblement des cavités ostéomyélitiques. Prenant part, après la lecture du rapport de Broca à la discussion, il disait: « Je conclurai en disant que, dans le traitement de l'ostéomyélite, quelle que soit l'intervention, la méthode de Bier doit être employée. Elle sera toujours utile et jamais elle ne pourra être nuisible ».

OBSERVATIONS

Voici quatre observations prises dans le service de M. le professeur Forgue.

Ce sont des observations de malades opérés pour ostéomyélites que l'on peut diviser en trois groupes, suivant la méthode qui a été employée pour combler la cavité.

Premier groupe, une observation: la cavité d'évidement n'a pas été comblée artificiellement.

Deuxième groupe, une observation: la cavité a été comblée avec la pâte de Delbet.

Troisième groupe, deux observations: la cavité a été comblée avec la greffe de Delagenière (à greffon unique, suivant la technique de Forgue).

Premier Groupe

R. J..., âgée de 17 ans, entrée dans le service de M. le professeur Forgue, le 15 mars 1922. Diagnostic: ostéomyélite fémur gauche.

A 11 ans (il y a six ans), ostéomyélite aiguë de l'épiphyse inférieure du fémur gauche. Début brusque par douleur à l'aîne, avec flexion du genou à angle droit. Tuméfaction douloureuse de la région poplitée, température. Après un mois, fistulisation creux poplité (partie supérieure). Soulagement.

Reste six mois couchée. Fistulisations secondaires face interne de la cuisse et région péronière supérieure.

Depuis six ans, intermittences d'abcès et de fistulisation. Actuellement, porte deux fisules face interne de la cuisse partie inférieure et région péronière.

Paraît avoir été traitée pour ostéite bacillaire, injections successives de Calot, de pâte bismuthée, etc. Héliothérapie. Quelques incisions d'abcès superficiels.

En juillet dernier, ulcères de la jambe droite cicatrisés en peu de temps sous l'influence d'injections intramusculaires et intraveineuses. Elle porte encore les traces de ces ulcérations qui paraissent avoir été spécifiques (cicatrices à fond rosées, jambonnées, contours pigmentés, policycliques).

Pas d'autres maladies. Réaction de Bordet-Wassermann négative. La malade a eu sa jambe radiographiées à diverses reprises par le docteur A. Perrin de Marseille, le 10 juin 1919, le 19 décembre 1919, le 7 mai 1921, avec injection de solution bismuthée par l'orifice fistuleux. Ces radios montrent: à la périphérie, une couche éburnée; à la partie interne de l'ostéite raréfiante ; au centre, un séquestre.

Opérée le 24 mars 1922, pas de comblement. La cavité occupe la partie inférieure de la diaphyse. L'examen du pus, pratiqué le 29 mars 1922, après ensemencement sur agar, donne une culture pure de staphylocoques blancs.

La malade sort le 26 juin 1922.

Deuxième Groupe

D. S..., âgée de 10 ans. Entrée le 9 janvier 1922 dans le service de M. le professeur Forgue. Diagnostic: ostéomyélite du fémur.

Début le 15 octobre par des douleurs au creux poplité droit et à la cuisse droite, sous forme de poussées douloureuses très vives durant quelques minutes. Les douleurs augmentent d'intensité et de fréquence; huit jours après, elle s'alite. A ce moment, température.

Dans la suite, l'extrémité inférieure de la cuisse et le genou se tuméfient. La température arrive à 40° et une collection se forme dans le creux poplité. En novembre, incision et drainage au point de fluctuation; évacuation d'un demi litre de pus épais et sanguinolent; la température disparaît progressivement, mais depuis, suppuration par le drain.

N'a jamais été malade, mais tempérament toujours chétif. Pas d'antécédents bacillaires ou spécifiques chez les parents.

Dès son entrée dans le service, n'a pas de température, mais présente un empâtement du creux poplité qui est tendu, tuméfié et douloureux, avec trajet de drainage sur la face externe de la cuisse à la partie moyenne.

L'articulation paraît libre. Pas d'arthrite.

Dès son entrée, on tente un auto-vaccin mais on ne peut recueillir de pus. A eu cinq injections de stock vaccin antistaphylococcique Cépède.

Depuis, les phénomènes inflammatoires du creux poplité paraissent rétrocéder mais il existe développée, une zone inflammatoire rouge, douloureuse, tuméfiée, de la largeur d'une paume de main, sur la face interne du genou. Cette zone paraît être une propagation de la collection poplitée et non intra-articulaire.

L'examen radiographique montre une réaction périostique intense, formant une gaine très large autour du fémur. Taches de raréfaction osseuse. Canal médullaire peu visible (docteur Albaret).

Opérée le 26 janvier 1922. Comblement par la masse de Delbet de la cavité qui occupe la partie inférieure de la diaphyse fémorale.

Sortie le 21 mai 1922.

TROISIÈME GROUPE

M. P..., 42 ans, cultivateur, entre dans le service (professeur Forgue), où le diagnostic d'entrée est : ostéomyélite prolongée bi-polaire.

A 15 ans, ostéite du tibia droit, tuméfaction, rougeur, température pendant un mois. Reste couché.

Ecoulement par fistules pendant trois ans avec élimination d'esquilles. Envoyé à Bagnolles-de-l'Orne.

A la même époque, mêmes phénomènes à l'avant-bras gauche. Il présente des traces de fistules cicatrisées sur le trajet du cubitus et une ankylose du coude à angle obtus. L'avant-bras n'a jamais présenté de retour douloureux.

Mais la jambe a toujours fait souffrir le malade. Douleurs apparaissant environ une fois par semaine, surtout la nuit. Cette douleur est indépendante des efforts, des fatigues. Il souffre aux changements de temps.

Dix ans après. A 25 ans, tuméfaction de l'extrémité supérieure du tibia après poussée douloureuse sans température : évacuation spontanée d'une collection purulente par le creux poplité.

A la même époque, collection sur la face antérieure du tibia tiers inférieur qui s'évacue. N'a jamais été opéré.

A 42 ans. Depuis un mois (avant son entrée à l'hôpital) souffre beaucoup de toute la jambe ; douleur diffuse avec irradiation dans la cuisse, surtout la nuit. Pas de température. Pas de collection en formation au moins apparente. Pas de points douloureux à la pression de son tibia.

Rien aux autres appareils. Maux de tête fréquents.

Dans les périodes intercallaires des crises, peut faire des marches très longues : 50 à 60 kilomètres en deux jours. Le reste du temps est toujours debout. Réaction de Bordet-Wasserman négative. Intervention le 2 février 1922. Pas de cloaque sur le tibia droit. Trépanation de l'os sur les deux tiers de sa hauteur. On trouve un abcès osseux au niveau du point bulbaire inférieur et de la médullite diffuse jusqu'à la partie moyenne de l'os. Aplanissement large de la cavité. Apposition d'une greffe de Delagenière prise sur l'autre tibia; les parties molles sont rabattues et suturées en deux plans. Drainage à la partie inférieure de la fracture.

D. A..., 36 ans, entre le 26 janvier 1922, pour ostéomyélite prolongée avec poussée aiguë.

A 15 ans, ostéomyélite aiguë de croissance du tibia droit. Début brusque en un point. Incision. Trois mois de suppuration. Cicatrisation sept mois après. Reprend son travail (cultivateur).

Dix-huit ans après. Il y a trois ans, à la suite d'un surmenage intense, péroïde aiguë, moins intense que la période actuelle, au niveau du bulbe tibial droit (extrémité inférieure). Pas d'évacuation spontanée ou provoquée de pus. Passe dix-huit jours salle Bouisson, mis au repos. Résolution. Le malade sort.

Ne souffre plus malgré les fatigues de son métier.. Il y a vingt jours, poussée pour laquelle il entre à l'hôpital.

Actuellement, la face antérieure du tibia porte la trace de cicatrices colorées et adhérentes occupant la diaphyse tibiale, face antérieure, commençant à cinq travers de doigt au-dessous de la tubérosité antérieure. Au niveau de l'épiphyse inférieure, sur sa face interne, tuméfaction (paume de main) rouge, enflammée, occupant la face interne de la partie inférieure de la jambe, atteignant la point de la malléole inférieure mais respectant le cou de pied et la région rétro-malléolaire.

Le tibia, irrégulier sur les trois quarts inférieurs de la diaphyse, n'est pas douloureux sur toute cette étendue, mais le devient au niveau de l'épiphyse inférieure, et en particulier sur toute l'étendue de la collection de la face antérieure de la jambe.

Opéré le 3 février 1922. On trouve trois cloaques s'ouvrant sur la face interne du tibia, au niveau de sa région bulbaire inférieure; trépanation large. Foyer de médullite suppurée sans séquestre mais débris osseux, nécrosés et purulents. Aplanissement large, après nettoyage de la cavité et appositon dans le fond d'une greffe de Delagenière prélevée sur le tibia gauche.

RESULTATS

Du premier groupe. — R. Y... La cavité n'a pas été comblée. La radiographie, pratiquée le 8 mai 1922, soit un mois et demi après l'opération (faite le 24 mars), montre que la cavité a persisté intacte, sans comblement aucun. « Au niveau de la face postérieure du genou, on note une esquille osseuse de 7 à 8 centimètres de long, irrégulière (profil). Sur la radiographie de face, on voit deux débris de densité osseuse apparaissant dans l'interligne articulaire, dans le prolongement du pérone. » (Docteur Albaret.) Le comblement naturel n'a donc pas eu lieu, quoique la malade soit jeune (17 ans).

Du deuxième groupe. — D. S... La cavité a été comblée avec la masse de Delbet. L'opération a eu lieu le 26 janvier 1922. Une première radiographie est pratiquée à la date du 14 mars 1922, soit un mois et demi après l'opération, et montre : « Un fémur très décalcifié et déformé, présentant sur une longueur de 12 centimètres environ, le long de son bord externe et au-dessus de l'épiphyse, une large perte de substance au niveau de laquelle apparaît du tissu osseux de nouvelle formation. Il existe sur le bord de l'os quelques plages plus sombres mais assez mal délimitées, dont il n'est pas possible d'affirmer avec certitude qu'elles correspondent à des foyers de suppuration. » (Docteur Parès.)

Une seconde radiographie est pratiquée à la date du 18 mai 1922, soit trois mois après l'opération, et donne les résultats suivants: « Fémur déformé, avec large perte de substance le long du bord externe, mais on ne voit plus de caverne osseuse bien différenciée. » (Docteur Parès.)

Le comblement de la cavité n'a donc pas eu lieu. De plus, la malade a dû faire un très long séjour dans le service, des phénomènes de suppuration étant apparus après l'opération et ayant persisté jusqu'à ce que la masse de Delbet soit entièrement éliminée. La cavité a ensuite persisté sans ossification, malgré le jeune âge de la malade, qui a quitté le service le 21 mai.

Du troisième groupe. — M. P..., 42 ans. La cavité a été comblée avec les greffes de Delagenière. L'opération a eu lieu le 2 février. Une radio pratiquée le 6 avril, soit deux mois après l'opération, montre que la cavité est occupée par du tissu apparaissant aux rayons X comme étant du tissu osseux néoformé qui a presque reconstitué la diaphyse, qui était pourtant très largement détruite. A la partie supérieure de la cavité, plus des deux tiers de l'épaisseur du tibia avaient dû être enlevés; en ce point seulement et sur une étendue de 5 à 6 centimètres, l'os n'a pas retrouvé toute son épaisseur, mais peu s'en faut; il ne persiste guère qu'une légère dépression n'atteignant pas 1 centimètre au point le plus profond. Au-dessous, la perte de substance du tibia atteignait la moitié environ de son épaisseur, et cela sur une longueur de 10 à 11 centimètres; en ce point, le tibia est totalement reconstitué.

D. A..., 36 ans. La cavité a été comblée avec les greffes de Delagenière. L'opération a eu lieu le 3 février 1922. La radio faite le 6 avril 1922, soit deux mois après l'opération, montre que la brèche, qui avait 16 à 17 centimètres de longueur et atteignait en son centre largement les deux tiers de l'épaisseur du tibia, est comblée par du tissu osseux néoformé, tissu qui a reconstitué entièrement l'os qui, à ce niveau, présente une surface irrégulière mal limitée.

Il est à noter que dans ces deux cas (comblement par greffes de Delagenière), on a assisté à des phénomènes de suppuration sous forme d'apparition sur le champ opératoire cutané, dix à quinze jours après l'opération, de points furonculeux qui sont restés fistuleux pendant un mois et demi dans un cas, deux mois dans l'autre, ce qui n'a pas empêché la restauration de l'os de se faire et n'a pas amené la mortification des greffes, que l'on peut voir dans les clichés radiographiques intactes au fond de la cavité et recouvertes par le tissu osseux jeune.

CONCLUSIONS

I. — Nous avons étudié les divers procédés de comblement des cavités, d'aplanissement des ostéomyélites anciennes, et avons comparé l'évolution et les résultats du comblement fait par des corps étrangers non résorbables (masse de Delbet) et des greffes ostéopériostiques (Delagenière), avec les modifications qui se passent dans une cavité livrée à son comblement naturel.

II. — Dans un premier groupe de faits, nous avons observé que dans des cas anciens et d'intensité de lésions à peu près semblables, à aplanissement sensiblement égal, la masse de Delbet était éliminée par fragment et la suppuration ne commençait à se tarir qu'après élimination totale du corps étranger. Les greffes ostéopériostiques résistaient à une suppuration prolongée et après cicatrisation, deux mois après leur apposition, apparaissaient intactes à la radiographie. Ces faits nous permettent de conclure que la greffe ostéopériostique résiste à l'infection.

III. — Comparant ensuite le pouvoir réparateur de ces divers procédés, nous avons pu nous rendre compte qu'après un temps sensiblement égal (deux mois) :

1° La cavité comblée par la masse de Delbet présentait

après élimination de la masse la même perte de substance que la cavité livrée à elle-même sans comblement.

2° Qu'aucun travail de réparation osseuse n'était amorcé dans ces deux cas.

3° Qu'au contraire la cavité traitée par les greffes de Delagenière était arrivée à un nivellement presque complet, par apposition d'os nouveau à l'intérieur duquel la greffe de Delagenièvre restait incluse intacte.

4° Remarquons que le comblement par la masse de Delbet, même si elle était tolérée, ne peut qu'obstruer la cavité sans solidifier le squelette, tandis que la greffe de Delagnière reconstitue le squelette, le solidifie.

5° Sans prétendre pénétrer le travail intime d'ossification, qui reste encore incertain dans les esprits les plus autorisés, nous croyons pouvoir souscrire à l'opinion déjà émise qui reconnaît aux greffes ostéopériostiques par action de présence un rôle effectif dans la réparation osseuse. Cette action est utilisable dans tous les cas de perte de substance des os et a été largement employée par M. le professeur Forgue, pendant la guerre, en particulier pour le traitement de nombreuses pseudarthroses, avec le plus grand succès.

BIBLIOGRAPHIE

BROCA. — Rapport au Congrès français de chirurgie, 21ᵉ session, 1908.

MAUCLAIRE. — Chirurgie orthopédique et réparatrice.

PARHAY (G.). — Contribution à l'étude du traitement chirurgical des pseudodarthroses de guerre. Mise au point des diverses techniques. Thèse de Toulouse, 1920.

LE DENTU et DELBET. — Traité de chirurgie.

— *Paris médical*, 19 février 1921.

FORGUE. — Précis de pathologie externe, édition 1922.

DELAGENIÈRE. — Greffes ostéopériostiques. *Journal médical français*, avril 1922.

CAUDRELIER. — Contribution à l'étude des pseudarthroses de l'humérus. Thèse de Paris, 1921.

— *Journal de chirurgie*, t. XVII.

CALVÉ et GALLAND. — *Paris médical*, 26 septembre 1916.

FORGUE, ROUX et PUECH. — Société des sciences médicales et biologiques de Montpellier et du Languedoc méditerranéen. Communication du 12 mai 1922.

SERMENT

En présence des Maîtres de cette Ecole, de mes chers condisciples et devant l'effigie d'Hippocrate, je promets et je jure, au nom de l'Etre suprême, d'être fidèle aux lois de l'honneur et de la probité dans l'exercice de la Médecine. Je donnerai mes soins gratuits à l'indigent, et n'exigerai jamais un salaire au-dessus de mon travail. Admis dans l'intérieur des maisons, mes yeux ne verront pas ce qui s'y passe; ma langue taira les secrets qui me seront confiés, et mon état ne servira pas à corrompre les mœurs ni à favoriser le crime. Respectueux et reconnaissant envers mes Maîtres, je rendrai à leurs enfants l'instruction que j'ai reçue de leurs pères.

Que les hommes m'accordent leur estime si je suis fidèle à mes promesses! Que je sois couvert d'opprobre et méprisé de mes confrères si j'y manque!